UNE OBSERVATION

D'ANGINE DE POITRINE

SUIVIE

DES CONSULTATIONS

DE

MM. MAYOR, DE GENÈVE; BOUILLAUD, ANDRAL, PIORRY, TROUSSEAU et MANCEL

DE PARIS

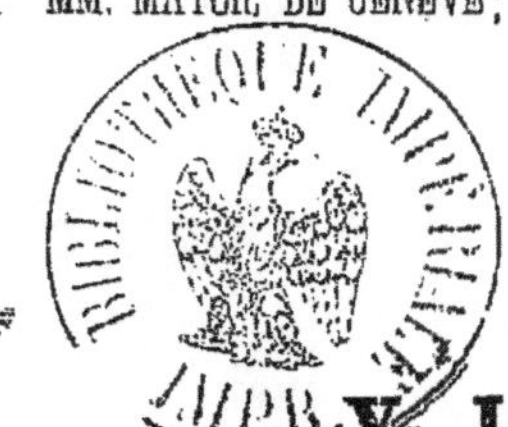

PAR

V. INGO ALFIERI,

DOCTEUR EN MÉDECINE DE LA FACULTÉ DE NAPLES, ANCIEN ÉLÈVE DES HOPITAUX ET DE LA FACULTÉ
DE PARIS, MEMBRE CORRESPONDANT DE L'INSTITUT D'ENCOURAGEMENT
DES ARTS ET MÉTIERS EN SICILE,
DE LA SOCIÉTÉ D'AGRONOMIE, DE LA GIOENIA-ACADÉMIE DES SCIENCES DE CATANE,
DES SOCIÉTÉS LINNÉENNE ET IMPÉRIALE D'AGRICULTURE DE LYON,
MEMBRE DU CONGRÈS OPHTALMOLOGIQUE DE BRUXELLES, DES ARCADI DE CALTAGIRONE, ETC.

PARIS

IMPRIMERIE CENTRALE DES CHEMINS DE FER

DE NAPOLÉON CHAIX ET Cie,

Rue Bergère, 20, près du boulevard Montmartre.

1861

A

MA PATRIE.

HOMMAGE, RECONNAISSANCE

ET

AMOUR.

V. INGO ALFIERI.

PRÉFACE.

Ars medica tota in observationibus.

BAGLIVI.

Je n'aurais pas entrepris de publier ces notes concernant une observation d'angine de poitrine, si je n'y avais pas été engagé par l'accueil favorable qu'elles ont reçu des premières célébrités qui honorent la France médicale. L'éminent M. Bouillaud, mon illustre professeur, ayant trouvé ce cas intéressant, a bien voulu le communiquer personnellement à cette Académie impériale de médecine, et le professeur Piorry en a fait le thème d'une savante leçon à la clinique de la Charité. Mais plus que ces raisons, un autre motif m'a décidé à publier ces notes, c'est de ne pas laisser inédits les arrêts prononcés par ces hommes illustres sur une maladie qui a fait l'objet de plusieurs questions en médecine. La nature nerveuse de cette maladie a été soupçonnée par Héberdin et Marcride; elle a été démontrée par le savant Desportes, qui a fixé son siége dans le pneumogastrique; cette opinion est aujourd'hui partagée par M. Jolly. Cependant les faits du cas que je traite démontrent que le siége est non-seulement dans le pneugmogastrique, mais aussi dans le nerf radial et dans les fibres nerveuses, végétatives et motrices. L'absence de lésions organiques, ainsi qu'il résulte des faits de ces notes, et de l'avis unanime des professeurs qui ont été consultés, éloigne les opinions exprimées par MM. de Nougon, de Fothergill, Raige-Delormé, Corrigan, Gintrac, etc., qui ont voulu trouver la cause de l'angine de poitrine dans un état graisseux du péricarde, dans une ossification des valvuves, des artères coronaires, dans une aortite, dans l'hypertrophie même du foie, etc.

Toutes ces lésions peuvent en vérité ressortir dans les autopsies, mais elles ne sont que comme complication de l'angine de poitrine, dont la nature nerveuse est démontrée de la manière la plus claire dans ces notes.

L'opinion unanime des professeurs éminents qui ont été consultés séparément sur le diagnostic et sur la nature de la maladie, est vraiment rassurante pour le malade ; elle est utile à la science pour l'exactitude de la méthode à suivre. Lorsque les faits de la nature sont traduits fidèlement, décrits tels qu'ils se montrent avec une méthode sûre, parfaite et chronologique, il n'est pas difficile aux hommes habitués aux observations rigoureuses d'émettre la même opinion et de s'arrêter sur les mêmes lois qui régissent ces faits : « Une observation bien faite, disait Lalande, est un monument impérissable qui ne peut acquérir que plus de prix par le laps de temps. » Et Fontenelle : « L'art d'observer, qui n'est que le fondement de la science, est lui-même une très-grande science. » Ils avaient bien raison, car le langage de la nature est dans les faits ; dans ces faits les lois ; et si ces faits sont, par hasard, mal compris, mal traduits, les lois ne se révèlent pas, le doute existe toujours, et la nature reste ensevelie dans ses plus profonds mystères.

J'ai tâché de faire de mon mieux pour suivre ce sage principe, pour éloigner dans les simples observations les inspirations théoriques, les idées abstraites et systématiques ; elles ne font qu'obscurcir le diagnostic, donner des faits défectueux en séméiotique, et dévier enfin la thérapeutique.

Ces brillants résultats diagnostiques encouragent à surmonter les obstacles qui se présentent dans la pratique, à se déjouer avec plus d'ardeur et de persévérance à bien observer les malades, dont la vie est le but sublime du médecin.

L'approbation donnée à ces notes par des hommes d'élite me met à l'abri de toute critique qui ne découlerait pas du sentiment de la vérité, sentiment que j'aime et que j'honore.

Paris, 1861.

V. INGO ALFIERI.

DE

L'ANGINE DE POITRINE.

M. A. B., âgé de quarante-sept ans, est d'une constitution forte et d'un tempérament nerveux-sanguin ; son père était sourd-muet et un peu goutteux ; son grand-père maternel excessivement goutteux. M. A. B. s'est toujours bien porté jusqu'à l'âge de vingt et un ans.

ANTÉCÉDENTS.

En 1833, il ressentit une *irritation* à l'estomac, compliquée de fièvre légère, toux, voix aphonique, sens douloureux vers la région épigastrique, et marasme remarquable. La digestion était pénible ; ne pouvant digérer ni viande de poulets, ni bouillon, ni gélatines, et digérant très-bien au contraire et par hasard l'oignon avec le *vinaigre*. Tous les remèdes qui lui furent alors administrés demeurèrent sans action ; il n'y eut que les sangsues appliquées une fois à l'anus et le changement d'air qui parvinrent à le rétablir. Cette maladie produite par de forts chagrins a duré trois mois.

En 1843, il apparut aux coudes et à la paume des mains une éruption sous forme d'eczéma ; cette éruption soumise à l'action de la chaleur, ou d'un froid intense, faisait fendiller la peau des doigts.

En 1848, il fut atteint d'une bronchite aiguë accompagnée de fièvre, de toux et de marasme ; quinze à vingt jours après, il en guérit ; mais la toux se faisait sentir de temps à autre, toujours avec plus ou moins d'intensité. A partir de ce moment, se déclara une surdité qui continue à persister, et qui est beaucoup plus sensible l'hiver que l'été.

A tous ces symptômes, il vint se joindre, en 1851, un léger assoupissement qui s'augmenta par l'usage des bains thermaux minéraux sulfureux d'Ali ; on fut par conséquent obligé de les suspendre. Le malade, traité par le soufre doré d'antimoine, la fleur de soufre, l'aconite et la salsepareille, son état ressentit un grand soulagement, surtout en ce qui concerne la toux.

Soumis de nouveau, en 1856, aux bains d'Ali, il s'en trouva fort bien. Pendant ces bains une éruption se déclara à l'abdomen, et sa guérison eut pour conséquence la disparition de la toux.

En 1857, il fut atteint de douleurs à la tête, précédées toujours d'une acidité à l'estomac.

En 1858, cette douleur se fit sentir au *gros orteil* du pied droit, accompagnée de rougeur et de gonflement. Cependant on remarquait que pendant cette douleur sa *surdité* disparaissait parfaitement, et le malade éprouvait une telle sensibilité, qu'il pouvait entendre d'une chambre à l'autre tout ce qu'on disait. Mais vingt-quatre heures après, cette douleur disparut du pied et se porta de nouveau vers la tête.

Nous devons faire remarquer qu'à partir du moment où le malade fut atteint de sa bronchite aiguë, il se ressentit de temps à autre, pendant l'hiver, d'une légère toux et d'un mouvement fébrile qui dura presque de cinq à six jours. Placé alors sous l'action du froid, et le plus souvent durant la nuit, il crachait, sans tousser, un sang noirâtre.

Tous ces faits morbides que je viens de retracer ont précédé la maladie actuelle, maladie bien redoutable pour le malade.

MALADIE PRINCIPALE.

Pendant le mois de février 1859, à l'époque de son trouble acide à l'estomac et après de forts travaux de bureau et de grands chagrins, il fut brusquement pris au milieu de la nuit et dans son sommeil, d'une douleur violente, constrictive et déchirante à la partie gauche de la poitrine. Cette douleur, partant d'abord le long du bras du même côté, fut accompagnée d'une angoisse des plus terribles et d'un serrement tel de la poitrine que le malade crut sa fin prochaine ; cela ne dura que quelques minutes, la douleur se dissipa tout à fait, et le malade, bien que très-fatigué, s'endormait de nouveau. Cette attaque se renouvela depuis presque toutes les nuits *à la même heure*, c'est-à-dire à peu près trois heures et demie après son souper.

Le malade, après le paroxysme, entrait peu à peu dans le calme, et souvent tout finissait par des *éructations gazeuses*. Depuis, les accès revinrent même pendant le jour, et j'ai remarqué que durant l'accès, le malade demeurait immobile, l'aspiration restait à mi-chemin, ses bras s'éloignaient un peu de la poitrine pour s'élargir, sa face était pâle et frappée de terreur. Au bout de quelques minutes tous les symptômes graves avaient disparu, et l'aspiration, déjà suspendue, se terminait par une large expiration. Après ces accès, le malade éprouvait une grande fatigue et un brisement général dans sa personne. Les accès n'ont pas toujours eu la même intensité ni la même durée; dans le début de la maladie, l'intensité était très-grande et les intervalles bien courts ; depuis, les uns et les autres ont diminué, mais sans aucune *régularité*. Une affection morale, monter un escalier, ou une vocifération même légère, produisaient généralement le retour de ces accès. Quelquefois le paroxysme était précédé par une cuisson sensible dans toute la poitrine. Pendant l'accès, j'ai observé le pouls faible et intermittent.

Il faut remarquer que le malade, se couchant sur le dos, s'est aperçu lui-même maintes fois d'un *gargouillement* dans la région cardiaque, et moi-même, en appliquant l'oreille sur la poitrine, j'ai constaté que ce phénomène était produit par les gaz qui se développaient dans l'estomac et qui montaient par l'œsophage; en effet, il finissait presque toujours par des éructations gazeuses ; en même temps il y avait de fortes *palpitations*, mais peu souvent. Dès le début de la maladie, les palpitations étaient fréquentes, mais aujourd'hui elles sont très-rares.

Pendant tous ces phénomènes, ou *la digestion était troublée*, ou il avait une diarrhée qui sentait fort mauvais, ou une constipation ; maintenant il est presque toujours constipé.

Il y a un autre fait à remarquer, c'est un *engorgement* de toutes les glandules sous-cutanées de l'abdomen et de la poitrine. Ce fait a été aperçu pour la première fois l'année dernière (1860), mais le malade assure que cela date peut-être de deux ou trois ans. Ces glandules quelquefois sont douloureuses pendant le mouvement et particulièrement celles des aines. Le même fait arrive pendant la digestion. Le malade éprouve une sensation pénible et douloureuse à l'extérieur de l'abdomen, mais pas souvent; il est alors obligé de déboutonner son pantalon.

J'ai oublié de faire remarquer que le malade, pendant sa névrose, avait chaque nuit un *engourdissement* dans le bras gauche et particulièrement dans les deux derniers *doigts*; que les accès quelquefois débutaient par l'engourdissement et non pas par la douleur. De plus, on n'a pas pu observer dans la poitrine des *lésions organiques*, seulement une respiration lente dans les deux côtés. Il y a des points douloureux intercostaux sensibles sous la pression sur le côté gauche de la poitrine et sous le *creux* de l'aisselle correspondante.

ÉTAT ACTUEL.

La digestion stomacale de M. A. B. présente toujours quelques dérangements. Avant le repas, il a un sentiment de gêne à l'épigastre, accompagné de malaise; immédiatement après, il se trouve mieux. Trois ou quatre heures après le repas, la digestion devient pénible; alors il éprouve une douleur sourde et une sensation de ballonnement à l'estomac avec ou sans rapports nidoreux; en même temps une respiration lente et moins étendue; un besoin de mieux respirer et de déboutonner son pantalon. Il existe aussi quelque dérangement du côté de l'acte intestinal, tension et pneumatose abdominale, flatuosités et légères tranchées de temps en temps. Les garde-robes quelquefois liquides; la constipation est l'état le plus habituel. Cependant, dès le commencement de la maladie, M. A. B. a eu jusqu'à présent et presque toujours un excellent appétit : mais quoiqu'il mange bien, il a perdu son embonpoint.

Dans l'état d'asanguissement ou d'amyosthénie qui arrive après la digestion laborieuse, M. A B... a une grande susceptibilité morale. Tous les phénomènes qui se passent chez lui, quelques minimes qu'ils soient, sont soumis toujours à son explication rigoureuse, sont examinés par lui-même de toute manière; et il tâche de trouver leur cause et leurs nosorganies viscérales en lisant des livres de médecine. Cette préoccupation d'esprit se manifeste également quand on parle de sa maladie : il s'attriste, il boude quelquefois contre ses souffrances, et il doute même de sa guérison. Pendant ces phénomènes, la marche est fatigante, le ballonnement du ventre oblige M. A B... à se courber en avant pour tenir les muscles abdominaux en état de relâchement, et sentir moins la douleur dans les glandules pressées par les muscles ; quand il se relève un peu, la douleur dans cet endroit-là se fait sentir plus forte.

Pendant la nuit, il lui arrive rarement, en se couchant sur le côté gauche de la poitrine, de se réveiller en sursaut; alors il éprouve des oscillations nerveuses, ou nervopathie, du côté gauche de la poitrine, des palpitations avec un frémissement *fibrillaire* des muscles du bras correspondant, avec ou sans engourdissement du bras lui-même et des deux derniers doigts de la main correspondante. Quelquefois engourdissement dans les deux derniers doigts de la main droite; dans ce moment là l'esprit de M. A. B... s'excite, craignant d'être atteint dans peu d'instants par des accès nerveux terribles. Après trois ou quatre minutes les phénomènes précédemment décrits cessent et le malade s'endort de nouveau tranquille jusqu'au matin. Pourtant il y a des jours où il n'a pas le moindre dérangement, ni dans la digestion, ni dans le sommeil.

Maintenant, tous les phénomènes graves se sont évanouis

de loin en loin ; tout ce qui se passe chez lui, et bien rarement, c'est une espèce de *tiraillement* qui part de la gorge jusqu'à l'estomac avec un *très-léger* spasme à la gorge même, et le long du sternum ; ce fait ressemble à la *boule hystérique* ; quelquefois une douleur sourde dans le bras gauche ; quand il va à la selle, après, et pas toujours, il éprouve une légère *faiblesse* et une certaine *défaillance localisée* à la région épigastrique, où il sent quelque chose *de vide*. Quand il reste à genoux et croise les bras sur la poitrine en *s'appuyant* sur une chaise, les phénomènes sus-indiqués se renouvellent. Il y a quelque temps qu'il se porte bien; somme toute, il ressent les préludes des accès, mais sans attaques.

Il résulte des faits ci-exposés que le malade a :

1° Une disposition à la goutte ;

2° Qu'il a souffert d'une bronchite et a craché le sang qui venait des gencives ;

3° Qu'il a été fatigué d'une digestion laborieuse, qui se fait maintenant dans de meilleures conditions ;

4° Que les accès décrits ont été précédés par une cuisson bien sensible à la poitrine, et se sont produits sous la dépendance de la digestion toujours difficile, et qu'il y avait des intervalles plus ou moins longs ;

5° Que depuis six mois, il n'a eu que deux attaques seulement, mais très-légères ;

6° Que depuis ce temps son état s'est amélioré sensiblement, et il a recouvré en partie son *embonpoint* ; le voyage lui a fait du bien ;

7 Que l'engorgement des glandes est resté dans le premier état ;

8° Que les *acides* rendent sa digestion plus facile, tandis que dans les premiers temps de sa maladie, ils étaient nuisibles.

9° Que, quelle que soit la pression sur les nerfs, soit à l'intérieur par la contraction des muscles abdominaux, soit à l'extérieur par la main, ou par le croisement des bras, on provoque toujours de légers troubles nerveux.

Les phénomènes que je viens d'énoncer me donnèrent la certitude que M. A. B... souffrait d'une angine de poitrine et d'une dyspepsie acide.

Paris, le 28 juillet 1861.

Nota. — Tous les moyens employés, et qui sont en usage dans ces sortes de maladies, n'ont eu aucun succès ; au contraire la pepsine, l'huile de foie de morue et le quinquina ont fait beaucoup de bien. M. Andral, dans sa dernière consultation, a insisté sur la continuation de ces médicaments et sur l'usage de l'hydrothérapie.

Parmi les faits que j'ai recueillis, pendant la cure des eaux de Vichy et qui ont été consignés dans la consultation de M. Mancel, il est à remarquer que M. A. B... a ressenti de temps à autre sur le gros orteil et sur la face du pied gauche, attaqués autrefois, des picottements de douleur pas trop sensibles.

RÉFLEXIONS.

Si l'on considère la marche et le développement de la maladie, on verra bientôt dans l'ensemble des faits morbides une maladie *complexe*, dont les éléments constituent *un état nerveux*. Quelques médecins, envisageant les symptômes se développer les uns après les autres, se sont facilement mépris sur la vraie nature de la maladie. On a cru que la filiation des manifestations nerveuses avait son point de départ dans la dyspepsie, qui avait déjà existé depuis longtemps avant l'apparition de l'épouvantable angine de poitrine; par conséquent, pour eux, cette dernière maladie est un effet de la dyspepsie. C'est une erreur. On ne doit pas tenir compte seulement dans l'examen des faits morbides de la chronologie des faits; mais on doit prendre en considération d'autres éléments. Dans les sciences naturelles, sans le principe de bien observer, de bien juger, de bien déduire, on tombera toujours dans l'erreur. Il est certainement vrai que la dyspepsie a été suivie chez M. A. B. par l'angine de poitrine; mais il est bien certain aussi que le tempérament de M. A. B. a été dès son enfance excessivement nerveux, qu'il avait l'habitude pendant sa parfaite santé, de balancer, de saccader la tête involontairement de temps à autre, et que ce phénomène nerveux a disparu immédiatement après l'apparition de l'angine de poitrine; qu'il avait été atteint de surdité (*cofosis*) avant qu'il fît cette maladie-là;

qu'il avait enfin une susceptibilité morale excitée maintes fois par de grands chagrins et de forts travaux de bureau. En somme, ces phénomènes ont précédé et prédisposé l'organisme à l'état nerveux.

L'examen donc attentif des phénomènes, la cause et la marche des accidents, l'étude des fonctions et des organes annoncent l'existence d'une ou de plusieurs maladies qui peuvent se succéder ; mais il n'y a pas de raison de dire que les unes sont cause des autres, mais plutôt que les unes et les autres tiennent à une cause générale. Je sais bien qu'on ne manquera pas de m'objecter un fait que moi-même j'ai observé, à savoir : que les accès de l'angine de poitrine chez M. A. B. étaient plus souvent sous l'influence d'une digestion fort difficile qu'en dehors de cette affection.

Très-bien ; mais tout cela ne dit pas autre chose au praticien, sinon qu'une maladie peut en développer une autre qui existe en même temps qu'elle. En effet, chez M. A. B. persévère encore la dyspepsie, moins qu'auparavant, c'est vrai, mais les attaques d'angine de poitrine ont disparu depuis six mois. Si la cause est persistante, pourquoi l'effet n'existe-t-il plus ?

D'après cela, je suis conduit à me dire : la dyspepsie et l'angine de poitrine, maintenant démêlées chez **M. A. B.**, forment ensemble une maladie *complexe*; que l'une s'exaspère sous l'influence de l'autre, qu'elle n'en est pas l'effet. Cette vérité que je viens d'annoncer tout à l'heure, il n'y a personne qui l'ignore en pratique. J'ai eu occasion de soigner un individu de province qui était cruellement tourmenté d'accès d'angine de poitrine. Quand il était attaqué, ce qui lui arrivait même en se promenant, il était obligé de rester debout ; son visage manifestait de terribles souffrances ; il ne pouvait ni marcher ni dire un mot avant la fin de l'accès. Eh bien, il mangeait, il digérait tout sans avoir aucun dérangement d'estomac. Au contraire, j'ai soigné aussi un autre individu très-savant et qui m'est trop cher, qui, par des excès de travail intellectuel, avait eu une dyspepsie au maximum, sans avoir de troubles nerveux à la poitrine, mais seulement à la tête. L'embarras donc qui jette l'incertitude sur le diagnostic, c'est que certains médecins rangent au nombre de symptômes de la dyspepsie tous les désordres nerveux multiples, protéiformes, qui ne sont que des complications exceptionnelles. En effet, M. Bouchut, mon très-cher professeur et ami, a nettement et carrément expliqué que « la dyspepsie existe rarement à l'état de maladie unique et distincte de tout autre état morbide, et presque toujours d'autres accidents nerveux, *joints à elle*, prouvent que son développement résulte d'une influence générale, supérieure, ayant pour siége le système nerveux. » D'autre part, il y a des personnes qui se méprennent aussi sur la nature de l'angine de poitrine et des désordres fonctionnels qu'on considère à tort comme le signe de certaines maladies organiques. Mais le savant professeur Bouillaud, à qui je dois la plus vive reconnaissance pour le bienveillant appui qu'il m'a donné par ses savantes leçons de clinique, et l'intérêt qu'il m'a porté, a dit en parlant de la chloro-anémie que « quelques médecins se méprennent sur les symptômes de l'état chloro-anémique; les uns attribuent à une *gastrite* les troubles fonctionnels de la dyspepsie ; d'autres à une *affection organique* du cœur, à un *anévrisme*, les palpitations, l'essoufflement et l'angine de poitrine; d'autres à une *congestion cérébrale*, les étourdissements, les maux de tête, etc., etc. *Gastrite*, *anévrisme*, *conges-*

tion cérébrale et *lésions organiques du cœur* purement imaginaires. »

Si donc la dyspepsie est une maladie distincte de l'angine de poitrine, et l'une et l'autre purement nerveuses, puisqu'on n'a nulle part constaté chez M. A. B. de nosorganies viscérales, on est conduit à se demander : Quelle est la cause qui les a produites ? A quoi tiennent-elles ? Quel rôle jouent-elles ? Voilà la question que tout médecin doit se poser d'abord pour connaître la véritable signification nosologique, clinique et thérapeutique de tous les faits morbides présentés par notre sujet.

Si chez M. B. on avait constaté les phénomènes de l'anémie, c'est-à-dire des bruits de souffle dans les carotides, dans les gros vaisseaux et dans les cavités du cœur, etc., alors la question eût été toute résolue, savoir : que le point de départ de tous les désordres protéiformes et multiples du système nerveux eût été la composition du sang et ses altérations chloro-anémiques aujourd'hui bien connues, et que le savant professeur Bouillaud a démontrées mieux que personne. Mais comme tout cela manque, et qu'il est même difficile de démontrer l'existence de l'anémie chez les goutteux et chez les herpétiques, comme a dit M. Bouchut, alors il peut arriver qu'il existe une altération du sang d'une tout autre nature que celle de la chloro-anémie, et en rapport avec les diathèses qu'on doit appeler nosohémie goutteuse, herpétique, syphilitique, etc.

En partant de ces idées et des faits morbides que j'ai rédigés dans le tableau de la maladie, il me paraît que je suis à même de résoudre en quelque sorte la question. Le tempérament nerveux-sanguin ayant été modifié chez M. B. par des excès de travail de bureau, surtout après le repas, par de grands chagrins et par l'hérédité *goutteuse*; de là un épuisement lent et profond de la santé, un appauvrissement du sang, qui, en se décolorant, laisse dans le système nerveux une excitabilité qui est souvent le point de départ d'accidents morbides plus ou moins graves.

Cette modification du sang ou nosohémie *goutteuse* paraît être démontrée par le crachement ou saignement du sang défibriné qui s'écoule facilement par les gencives ; par l'accumulation de la fibrine et de l'albumine dans les glandules sous-cutanées abdominales et thoraciques; par le mouvement nutritif ralenti, par la teinte pâle de la peau, par l'eczéma, et enfin par l'état dyspepsique, qui est généralement la première forme et le début de troubles nerveux. — L'altération du sang donc, comme l'a dit avec raison le professeur Bouillaud, imprime au système nerveux une susceptibilité extraordinaire, conformément à cette admirable remarque d'Hippocrate : « *Sanguis frenat nervos.* » Cet axiome hippocratique fait bien comprendre que l'inervation est troublée; que l'équilibre de la force centripète, qui part des nerfs sensibles, et de la force *centrifuge*, qui part des nerfs moteurs, est en quelque sorte interrompu : les forces se sont dérangées dans leur libre chemin; enfin le système nerveux a moins de vitalité, ce qui équivaut à plus de mobilité et par conséquent plus d'excitabilité, et que tout cela arrive par la vie du sang modifié dans ses éléments, par cette vie qui est partagée par tous les tissus, et surtout par le tissu nerveux. Entre le sang, dit M. Mordel, et les particules les plus déliées de la masse nerveuse, il y a un *consensus* obligé et permanent dans lequel s'opère un échange réciproque d'éléments matériels d'un côté, dynamiques de l'autre. Entre eux il se fait une savante et mystérieuse élaboration, à suite de laquelle et comme résultat ultime la vie apparaît. Hippocrate, dans le même sens, avait dit : « *Sanguis moderator nervorum.* » Et Burdac : « La sensibilité dépend de la circulation, comme la circulation de la sensibilité. » Or, si l'on considère ces forces au point de vue pathologique où elles ne se balancent plus normalement, on voit que, si la plasticité l'emporte, l'homme devient malade ; si c'est le dynanisme, l'homme devient malade encore.

Il paraît donc que la cause de la maladie chez M. B. est dans la plasticité modifiée du sang qui a donné lieu aux troubles nerveux, au dynamisme perverti, d'où l'angine de poitrine, d'où la dyspepsie.

Les perturbations de l'inervation se sont manifestées surtout dans le nerf vague, pneumogastrique et dans le plexus brachiale. Au premier se rattachent la dyspepsie, le sentiment de gêne à l'épigastre, le tiraillement le long du sternum, le spasme de la gorge, le désir de respirer quelquefois plus profondément, plus qu'à l'ordinaire, la surdité, et tout cela par ses ramifications et anastomoses avec les fibres végétatives. Au second se rattachent la douleur sourde, l'engourdissement, le frémissement fibrillaire dans le bras gauche et dans les deux derniers doigts de la main correspondante, et enfin les accès qui effrayaient le malade.

On peut déduire, après l'analyse des faits morbides, les conclusions suivantes :

1° L'angine de poitrine et la dyspepsie sont deux états morbides distincts, mais qui se modifient réciproquement.

2° L'une et l'autre maladie sont sous la dépendance de l'état nerveux modifié par la crâse du sang.

3° L'angine de poitrine, la dyspepsie et l'engorgement glandulaire jouent un rôle très-important dans l'histoire de la maladie ; mais ce rôle est secondaire au point de vue des causes physiques et morales, et de la nosohémie goutteuse.

4° La nosohémie goutteuse est le point de départ de tous les troubles nerveux et de l'engorgement glandulaire.

5° La thérapeutique doit être réglée sur les précédents articles.

Consultation du docteur Mayor, à Genève.

M. B... qui m'a fait l'honneur de me consulter, et que j'ai examiné avec le concours éclairé de son médecin, le docteur Ingo, ne m'a présenté aucune altération organique, ni du cœur, ni des poumons, ni d'aucun des viscères.

L'historique de son état de santé, fait par lui et son docteur, prouve qu'il est atteint d'une goutte héréditaire qui chez lui a revêtu la forme de *goutte* dite *vague*, et celle d'*angine de poitrine;* c'est à des manifestations de ce principe goutteux qu'il faut à mon avis rapporter les différents symptômes morbides que M. B... a présentés dans ces dernières années. C'est en partant de cette idée que j'ai conseillé à M. B... d'aller faire une cure à Vichy; cure qu'il fera bien, je crois, de renouveler de temps en temps; et en outre d'adopter une vie de mouvement et de distraction, telle que peuvent la procurer les voyages, en même temps qu'un régime sobre et régulier.

Genève, le 21 juillet.

MAYOR, D^r.

Consultation du docteur Bouillaud, de Paris.

DIAGNOSTIC.

La note à consulter du Dr Vincent Ingo est si complète, si lumineuse sous tous les rapports, qu'après l'avoir lue, on peut, sans avoir vu, interrogé et exploré le malade, établir le diagnostic; il s'agit bien évidemment d'une *angine de poitrine*. Sous cette dénomination on a confondu, il est vrai, des états morbides plus ou moins différents les uns des autres; il nous reste donc à préciser notre diagnostic, c'est-à-dire à bien faire connaître en quoi consiste cette *angine de poitrine* telle qu'elle existe chez M. B...

Le voici : il existe une *névralgie* complexe ou multiple, qui porte à la fois sur les nerfs intercostaux et le plexus brachial (à gauche) d'une part (névralgie *intercosto-brachiale*) et sur le nerf pneumo-gastrique (névralgie *pneumo-gastrique*) d'autre part.

Quant à cet *engorgement de toutes les glandes sous-cutanées, de l'abdomen et de la poitrine*, dont il est question dans la note à consulter, il eût été important de nous faire connaître s'il est antérieur ou postérieur aux accès névralgiques, si bien décrits dans la note indiquée.

J'ai eu occasion de rencontrer un *engorgement* plus ou moins semblable à celui-ci, chez une personne qui depuis très-longtemps avait été cruellement éprouvée par des névralgies dont les membres supérieurs avaient été le principal siége; mais dans ce cas, on avait affaire plutôt à des petits *névrômes*, qu'à de simples engorgements ganglionnaires.

Quoi qu'il en soit, que l'*engorgement* signalé chez

M. B... ait son siége réel dans le système ganglionnaire uniquement, soit qu'il affecte d'autres éléments organiques ou anatomiques, il ne joue qu'un rôle accessoire dans le cas actuel. Il ne suffit pas, dans un cas de ce genre, de savoir qu'il existe ce qu'on appelle une *angine de poitrine*, et d'avoir nettement défini, déterminé le siége et la nature de l'affection ainsi désignée; il importe aussi beaucoup de savoir si elle est compliquée ou non de quelques lésions organiques plus ou moins graves des grands viscères intérieurs, et notamment du cœur, des gros vaisseaux ou des poumons.

Pour résoudre cet important problème, il fallait voir, interroger, et surtout *explorer* le malade de la manière la plus approfondie et la plus attentive. Or, après avoir pratiqué cette exploration, c'est-à-dire après avoir *ausculté*, *percuté*, *palpé*, *inspecté*, etc., les divers viscères, je suis heureux de pouvoir déclarer qu'ils ne sont le siége d'aucune lésion matérielle ou organique; déclaration qui s'applique plus spécialement au cœur et aux gros vaisseaux, parce que dans un certain nombre de cas décrits sous le nom d'*angine de poitrine*, ils sont affectés *organiquement* d'une manière plus ou moins grave.

TRAITEMENT.

Un très-grand nombre de moyens ont été proposés pour guérir les névralgies en général ou en particulier, et cette névralgie *simple* ou *complexe* qui porte le nom d'*angine de poitrine,* ainsi que pour en prévenir le retour. Le seul moyen *prophylactique* certain, c'est d'éloigner les causes connues, soit physiques, soit morales, sous l'influence desquelles l'*angine de poitrine* s'est manifestée, et parmi lesquelles les refroidissements sous toute forme, la marche forcée, surtout contre le vent, etc., doivent être particulièrement mentionnés.

Parmi les moyens *prophylactiques* de l'ordre pharmaceutique, le plus puissant est, sans contredit, le sulfate de quinine ; mais il faut avouer qu'il est moins souverainement efficace contre ce genre d'affection *périodique*, que contre les fièvres intermittentes proprement dites, dont il est en quelque sorte le *spécifique*.

Les sédatifs ou antispasmodiques plus spécialement employés contre l'*angine de poitrine*, soit au moment des accès, soit dans leurs intervalles, sont tirés de la famille des solanées vireuses (les pilules de Méglin, si souvent utiles contre les névralgies en général, comptent parmi leurs ingrédients des principes tirés de ces plantes) qui peuvent être employées sous toutes les formes. . . . . . Les sinapismes, les vésicatoires, les frictions avec des topiques irritants (pommade d'Authenrieth, huile de croton, etc., les ventouses sèches ou scarifiées, les cautérisations de toutes espèces, etc., comptent parmi les moyens *antinévralgiques*.

Enfin, au premier rang des médications prescrites, il faut placer celles par certaines eaux minérales, celles d'Aix en Savoie particulièrement, que je conseille de la manière la plus expresse.

Paris, le 21 juillet 1861.

BOUILLAUD, D[r].

Consultation du docteur Trousseau.

M. B... a été toute sa vie sujet à des affections fluxionnaires du côté des intestins et du côté de la tête ; mais, trois phénomènes principaux doivent être pris en grande considération, la dartre, la goutte et l'angine de poitrine, qui semblent n'être que la transformation d'une même diathèse.

La manifestation goutteuse qui s'est faite en 1858 du côté du gros orteil n'a duré que trop peu d'instants, et depuis cette époque, une bronchite rebelle a remplacé l'eczéma et la goutte. Il y avait en même temps de la dyspepsie ; cependant depuis le commencement de l'année 1859 d'autres accidents sont survenus sous forme d'angine de poitrine, à paroxysme horriblement douloureux, d'abord nocturne, puis à la fois nocturne et diurne.

Depuis six mois ces accidents ne se sont montrés que deux fois, et il y a un mois que le malade est tout à fait bien ; cependant il ne peut marcher à pas rapides et faire des exercices violents sans éprouver d'accès d'angine de poitrine.

Je propose les moyens suivants :

1o Dans le cas où une éruption eczémateuse viendrait à reparaître, ne rien faire qui puisse la guérir ; tempérer seulement ses violences si elles prenaient des proportions inquiétantes.

2o Si la goutte se montre aux articulations, envelopper la partie douloureuse avec de la laine cardée ; n'appliquer ni sangsues, ni topique, et prendre aucun remède interne qui puisse calmer les douleurs goutteuses ou modérer même la fluxion. Je regarde comme capital que la goutte se fixe sur les jointures, et le retour fluxionnaire du côtô des articulations sera d'autant plus facile que la durée de l'attaque précédente aura été plus longue, et le meilleur moyen d'éviter la goutte viscérale, c'est d'avoir les articulations mieux disposées par des attaques antérieures à recevoir de nouveau la fluxion goutteuse.

3° Pour éviter le retour de l'angine de poitrine, prendre tous les mois, huit jours de suite, à chacun des deux repas principaux, 4 *perles de Clerton à l'huile essentielle de térébenthine.* Si trois mois se passent sans accidents ne plus faire usage de l'huile essentielle que tous les deux mois, au lieu d'en prendre tous les mois.

4° Les dix jours qui suivront l'emploi de l'huile essentielle de térébenthine, prendre le soir en se couchant les cinq premiers jours, une, les cinq derniers jours, deux gouttes de la solution suivante.

Dans un quart de verre d'eau :

Sulfatis atropinæ 1 gramme.
Alcoolis mitigati (22°) 1 once.

5° Les dix jours qui suivront l'emploi du sulfate d'atropine, prendre, dissous dans l'eau que l'on doit boire aux repas, une drachme (chaque jour) de bicarbonate de soude.

Le traitement que je viens d'indiquer sera suivi au moins pendant une année, et durant toute cette année, trois fois par mois le malade prendra au déjeuner et au dîner 10 *grains de sulfate de quinine.* Le jour qu'il fera usage du sulfate de quinine, il cessera tout autre remède.

6° Il importe que le malade ait beaucoup de sobriété ; mange beaucoup de légumes verts, du fruit, fasse autant que possible de l'exercice à pied.

Paris, le 5 août 1861.

A. Trousseau.

Mémoire, consultation du docteur L. Piorry.

Mémoire, consultation.

Le soin avec lequel les circonstances commémoratives, relatives à l'état de M. B... ont été recueillies par M. le docteur Vincent Ingo, l'exactitude de la description des symptômes que contient la note qu'il m'a remise, me dispense d'entrer dans des détails étendus sur les accidents qui ont précédé les phénomènes que M. B... éprouve actuellement; je n'énumérerai que quelques faits principaux. Des bronchites légères, quelques crachements de sang, un peu de surdité alternant avec quelques douleurs au niveau du gros orteil, et qui rappellent la possibilité d'attaque de goutte; des digestions laborieuses précédant des douleurs dans la région du cœur et s'étendant à l'épaule gauche et au côté interne de la main gauche, sous la forme d'attaques survenant rarement, et qui n'ont pas eu lieu depuis six mois; des indurations très-peu volumineuses (comme un pois), existant dans les téguments abdominaux ou au-dessous de la peau; tels sont les accidents principaux dont M. B... a été atteint.

Les accès que M. B... éprouve commencent par un sentiment de gêne, d'angoisse dans la région du cœur, souvent précédé de douleur dans le bras gauche, et d'un sentiment d'engourdissement dans les deux derniers doigts de la main gauche et qui remonte dans l'avant-bras et le bras du même côté. Cette douleur n'est pas très-aiguë; elle s'étend vers la poitrine en causant une sensation très-pénible, de la peine à respirer, d'angoisses indéfinissables.

Ces accidents, qui durent pendant deux, trois, cinq

minutes, sont *ordinairement précédés* de phénomènes du côté de l'estomac, tels qu'une douleur à l'épigastre, d'une sensation de gonflement de l'estomac par des gaz ; M. B... est obligé de déboutonner son pantalon, tant ce gonflement paraît pénible. C'est surtout après le dîner que ces accidents surviennent.

Les phénomènes dont il vient d'être question se sont déclarés il y a deux ans et demi, et revenaient à deux ou trois jours d'intervalle, puis ils se sont manifestés tous les huit ou dix jours. D'abord, ils ont eu lieu la nuit, vers 11 heures, ou un peu plus tard, puis, à d'autres époques, dans le jour. Ils survenaient encore alors que M. B... ne prenait pas d'aliments.

Après deux mois, ils reparurent irrégulièrement et s'éloignèrent de plus en plus. Pendant les six derniers mois, ils ne se sont pas manifestés ; la dernière fois qu'ils se déclarèrent, il a eu successivement deux attaques très-légères.

La douleur du bras et de l'épaule ne se manifeste pas à tous les accès, qui se bornent parfois à des souffrances vers la région du cœur, avec ce sentiment de serrement et d'angoisses dont il a été parlé.

Parfois, la douleur, l'angoisse, se manifestent à droite et remontent dans l'épaule de ce côté.

L'examen matériel des organes, chez M. B..., a donné les résultats suivants :

L'apparence générale de M. B... est excellente et rappelle celle de la plus parfaite santé.

Par la pression, on éveille une sensation pénible au niveau de la cinquième côte, vers le point qui correspond au nerf intercostal ; ce point se retrouve encore sous l'aisselle, mais il n'existe pas près de la colonne vertébrale, et la moelle rachidienne percutée ne donne lieu à aucune douleur.

Il n'y a pas de souffrance actuelle ni dans le sein, ni dans le plexus brachial gauche, ni dans le bras.

Le cœur est un peu volumineux et présente 11 centimètres d'un côté à l'autre ; ses cavités droites ne sont pas développées, ce qui aurait lieu s'il y avait un rétrécissement ou quelque lésion persistante de cet organe.

Les battements de celui-ci sont très-réguliers et ne présentent pas d'intermittence ; ils ne sont ni trop fréquents ni trop accélérés ; aucun bruit anormal ne se fait entendre, soit dans la région cardiaque, soit dans le lieu où existent les gros vaisseaux, qui ne sont en rien dilatés, car ils ont au plassimétrisme les dimensions de l'état de santé ; la main appliquée sur les points où se trouve l'aorte, n'y trouve aucun battement exagéré, ni aucun bruit de souffle. Les poumons, explorés avec le plus grand soin, m'ont paru partout sonores et élastiques, et partout aussi la respiration était parfaitement pure ; on n'entendait nulle part le moindre râle.

Le foie est de volume normal et de forme naturelle ; la dimension de cet organe est de 14 centimètres au niveau du mamelon et de 6 centimètres à gauche de la ligne médiane,

La rate n'est pas augmentée de volume et n'a que 4 centimètres 1/2 de haut en bas.

Ce qu'il y a de plus important à noter, relativement aux accidents éprouvés par M. B..., c'est que, par suite du développement du tube digestif et surtout de l'estomac par du gaz, il y a un refoulement considérable du diaphragme vers la poitrine, et que l'étendue des poumons, entre les clavicules d'une part, et le foie ou le cœur de l'autre, est de beaucoup moins considérable que cela devrait être chez un homme de la taille de M. B...

D'après tout ce qui précède, il est évident que *le foie, le cœur, les poumons, la rate, sont parfaitement sains*, et que les accidents éprouvés par M. B... n'ont pas leur point de départ dans les viscères.

M. B... éprouve des symptômes assignés par les auteurs *à l'angine de poitrine ;* mais ces symptômes sont légers, et tout porte à croire qu'ils se dissiperont à la longue. La douleur dans la région du cœur, l'extension vers le bras gauche, l'angoisse éprouvée par M. B..., ne laissent pas de doute sur ce sujet, et le retour des accidents vers minuit est une preuve de plus en faveur de cette opinion. Une circonstance des plus heureuses est que les attaques de cette affection s'éloignent, et que depuis six mois il n'y en a pas eu.

Le mot angine désigne fort mal ce qui existe chez M. B...; il s'agit ici d'une névralgie qui, partant d'un nerf thoracique à gauche, à la hauteur du cœur, remonte au plexius brachial et au nerf cubital gauche.

Dans aucun cas, il n'est arrivé que cette névropathie se soit étendue aux nerfs du cœur.

Ainsi que je l'ai vu un très-grand nombre de fois, c'est à l'estomac qu'il faut rapporter le point de départ des accidents observés ; c'est, en effet, lorsque les digestions sont difficiles, et alors que des gaz se dégagent dans ce viscère (sensation de ballonnement, de distension), que le mal commence à se développer.

Les digestions sont difficiles, lentes ; des matières sont contenues en assez grandes proportions dans les gros intestins, et, au point de vue du traitement, il faut tenir beaucoup de compte de ce fait.

Quel est le traitement qui convient dans un cas pareil ?

Traitement. — Avant tout, il faut favoriser les digestions, et prévenir le dégagement considérable de gaz qui, survenant dans l'estomac, cause le refoulement des diaphragmes et la réapparition de la névralgie.

M. B... prendra donc des aliments réparateurs, tels que des viandes grillées, rôties, bifteck, filet de bœuf, côtelettes, parties tendres du gigot, volailles, gibier (non faisandé), du poisson, des œufs (s'ils ne dégagent pas de gaz sulfhydrique), du laitage (s'il ne se déclare pas de diarrhée), quelques végétaux verts (mais en petites proportions), des fruits mûrs ou en compote. Les fécules, les farineux, les graines potagères, et tous les aliments qui dégagent du gaz doivent être évités avec le plus grand soin. Le vin vieux de Bordeaux ou tout autre vin qui ne contiendrait que des proportions faibles d'alcool, sera plutôt utile que dangereux.

Il ne faut jamais porter beaucoup d'aliment à la fois dans l'estomac, mais faire plusieurs petits repas par jour.

M. B... évitera de se livrer au sommeil durant les quatre heures qui suivent le repas; mais, au contraire, il prendra un exercice modéré, en évitant des marches trop pénibles, et surtout la marche ascendante; *jamais il ne faudra marcher contre la direction d'un vent violent.*

M. B..., pour remédier au mauvais état des digestions, prendra trois fois par jour 5 grammes de bicarbonate de soude, dissous dans 50 grammes d'eau et 60 grammes de sirop d'eau de coings.

Il prendra, trois fois par mois, trois verres d'eau de Sedlitz, ou tout autre purgatif.

Il fera usage, deux fois par semaine, du lavement purgatif suivant :

10 grammes de follicules de séné;
300 — d'eau;
50 — de sirop de nerprun;

Infusion, dissolution.

M. B... pratiquera très-souvent des inspirations très-profondes et réitérées.

Au moment où la douleur reparaîtrait, on ferait sur le point endolori une très-forte friction avec de la flanelle très-chaude, imbibée d'alcool aromatique ou de baume opodeldoch.

En même temps, M. B... prendra deux cuillerées à bouche de la potion suivante :

Quinine, 2 grammes;
Alcool, 15 —
Teinture de cannelle, 15 grammes;
Eau, 30 grammes;

Et sirop de fleurs d'oranger, 30 grammes.

On placera immédiatement, et *après la friction*, un petit vésicatoire de forme allongée sur la partie où la douleur commence à se déclarer, et on le saupoudrera matin et soir avec 2 centigrammes de chlorhydrate de morphine.

Pour prévenir le retour des accidents névropathiques dont il s'agit, il faudra tous les mois prendre une fois, le soir, la potion suivante, et cela d'un seul coup, et entre deux tranches d'orange :

Sulfate quinine, 1 gramme;
Eau, 30 grammes.

Ajoutez quatre gouttes d'alcool sulfurique.

Il sera bon, dans la même intention, d'appliquer sur les points douloureux un large vésicatoire.

Une douche froide, un courant électrique par induction dirigés sur les points douloureux, peuvent aussi être extrêmement utiles.

Je suis convaincu que sous l'influence de ce traitement, et avec les soins du docteur Ingo, qui modifiera au besoin les moyens thérapeutiques, les accès se calmeront, s'éloigneront, disparaîtront, et que les digestions deviendront excellentes.

Paris, le 1er août 1861.

P. Piorry,
21, rue de la Chaussée-d'Antin.

Consultation du docteur Andral, de Paris.

Après avoir lu, avec toute l'attention qu'il mérite, le mémoire à consulter du docteur Ingo, et après avoir examiné moi-même M. B..., il m'a paru que sa maladie principale consistait dans une névralgie thoraco-bronchiale gauche, se produisant sous forme d'accès, et rappelant par ses symptômes ceux de la névrose connue sous le nom d'*angina pectoris*. Cette névralgie ne reconnaît pour cause, selon moi, aucune lésion organique; cette lésion en effet, on la chercherait vainement dans les poumons, dans le cœur, dans l'aorte; on ne constate dans ces différentes parties aucune altération matérielle. Il existe à la vérité sous la peau de l'abdomen et du thorax un grand nombre de glandules lymphatiques qui se montrent sous forme de granulations très-petites et pressées les unes à côté des autres; et l'on pourrait se demander si quelques-uns de ces corps placés sur le trajet des cordons nerveux ne sont pas la cause de la névralgie, dont les parois thoraciques et les bras sont le siége. Mais on renonce bientôt à cette idée, lorsqu'on réfléchit à la forme franchement intermittente de la douleur, et surtout à l'existence d'un phénomène qui appartient à un grand nombre de névroses, et les caractérise :

Je veux parler du développement de gaz qui termine les accès.

La névralgie dont M. B... est atteint est donc à mes yeux une névralgie idiopathique; elle coïncide avec deux états morbides, dont il faut tenir un compte sérieux, savoir ; un ancien trouble fonctionnel de l'estomac, et une diathèse goutteuse que M. B... a reçue de ses parents. Il est à remarquer que le retour des accès de névralgie semble être souvent provoqué par l'état dyspeptique, et il ne serait pas impossible que la diathèse goutteuse jouât son rôle dans la production de cette même névralgie.

En me plaçant à ces différents points de vue, je crois devoir conseiller à M. B... un voyage à Vichy, dont il prendra les eaux sous la direction du docteur Mancel, aux soins éclairés duquel je le remets en toute confiance. Ces eaux, si elles ne combattent pas directement la névralgie elle-même, auront le grand avantage d'atténuer au moins les circonstances morbides qui peuvent contribuer à l'entretenir, ou qui les compliquent ; elles sont indiquées, en effet, contre les accidents gastriques, la disposition goutteuse et l'engorgement glandulaire.

Lorsque M. B... sera de retour de Vichy, on instituera le traitement ultérieur, qui sera réglé en raison des résultats qui auront été obtenus par l'usage des eaux.

Paris, le 10 août 1861.

ANDRAL.

Note sur l'état de M. A. B. pendant et après sa cure aux eaux de Vichy.

Les symptômes d'angine de poitrine que M. A. B. a éprouvés d'ancienne date ne consistent, depuis six mois, que dans de faibles douleurs intercostales et brachiales du côté gauche. Autrefois vives et intermittentes, ces douleurs sont actuellement irrégulières et modérées ; cette affection idiopathique ne reconnaît aucune cause de lésion organique, mais elle coïncide avec la dyspepsie acide et la diathèse goutteuse, et c'est à ces deux points de vue que M. le professeur Andral a conseillé les eaux de Vichy.

Le traitement a dû être fait avec tous les ménagements qu'exige un sujet essentiellement nerveux, méticuleux et disposé à broyer du noir.

Les sources les plus faciles à supporter, celles du puits Chomel et de l'Hôpital, ont été les premières conseillées ; et cela, bien entendu, à petites doses. Les voies digestives n'ont pas tardé à s'améliorer, l'appétit s'est prononcé et le malade eût pu manger davantage s'il l'eût osé. La constipation habituelle a commencé à céder.

Au dixième jour, M. le docteur Ingo a pu m'affirmer que les digestions n'avaient jamais été aussi bonnes, et M. A. B. n'était plus obligé de se desserrer après les repas pour ne pas étouffer.

Chose remarquable : pendant ces mêmes journées d'amélioration des voies digestives, des troubles nerveux vers la région précordiale ont, plusieurs nuits de suite, empêché le sommeil du malade, et cela généralement à la même heure. C'étaient, suivant le malade, des oscillations, des vibrations, qui se passaient dans le cœur, dont les battements lui semblaient plus forts qu'à l'ordinaire. Dans un de ces moments de malaise nocturne, M. le docteur Ingo a constaté que le cœur avait toute l'apparence du calme ; moi-même, j'ai visité M. A. B. dans son bain, et là, ainsi qu'à chacune de mes consultations, j'ai toujours trouvé le pouls et les battements du cœur dans leur état normal.

Peu de jours plus tard, le 1er septembre, bien que l'amélioration des voies digestives se maintînt, il a fallu diminuer la dose d'eau minérale et revenir à quatre demi-verres, car le malade en ayant bu de lui-même jusqu'à six verres, et ayant fait mettre un peu plus d'eau minérale dans son bain, a éprouvé une irritation générale, et les troubles nerveux de la région précordiale ont été plus prononcés.

La nuit suivante a été excellente par suite de la diminution de la dose d'eau thermale.

Le 5 septembre, dix-neuvième jour de la cure, M. le docteur Ingo m'observe que M. A. B., ayant l'habitude de moins manger le matin, commence à sentir que ses déjeuners pèsent sur son estomac, et qu'au contraire ses dîners passent très-bien. De plus, il a éprouvé quelques palpitations fibrillaires dans les muscles du bras gauche et un peu d'engourdissement dans le bras droit. La nuit quelques irrégularités dans les battements du cœur ont eu lieu ; enfin, depuis les deux derniers bains, M. A. B. se sent un peu faible.

Je donne le conseil de prendre le parti de déjeuner légèrement et de n'aller au bain que tous les deux jours.

L'eau de la source de l'Hôpital sera bue à la dose de deux verres matin et soir, par demi-verre, ou par trois quarts de verre.

Le 8 septembre : M. A. B. a éprouvé ces jours derniers quelques rapports gazeux, et même une fois avec le goût acide, comme dans les cas de digestions laborieuses. La nuit dernière, des troubles nerveux ont eu lieu sans cependant que M. le docteur Ingo ait pu remarquer le moindre symptôme du côté du cœur.

L'état général du malade me semble plutôt mieux ; il a, je crois, quelque répugnance à porter l'eau de l'Hôpital à quatre verres, et il s'en tient en moyenne à la faible dose de quatre à cinq demi-verres, mais il a pu reprendre ses bains chaque jour.

Le 10 septembre, au matin, les souffrances intercostales et brachiales se sont renouvelées très-passagèrement et le malade a pu continuer sa cure.

Le 13 septembre : M. A. B. n'a pas été mal ces trois derniers jours; cependant, dans la nuit du 11, il a ressenti par trois fois un engourdissement de la main droite, et à son réveil, une sensation de frémissement dans le côté gauche de la poitrine. D'un autre côté, soit par le plaisir de quitter Vichy, soit par le désir de revoir Paris, soit enfin parce qu'il se sent un peu mieux, il est disposé à une certaine gaieté, il a plus d'entrain à la marche ; il en était d'ailleurs ainsi à Paris, où le malade marchait beaucoup.

En résumé, comme M. le professeur Andral pourra le voir à la lecture de ce compte rendu, notre malade n'a eu qu'une seule fois à se plaindre bien distinctement de sa douleur intercosto-brachiale gauche, et encore a-t-elle été très-passagère. Ce symptôme semble avoir fait place à ces vibrations, ou oscillations, dont s'est si souvent plaint le malade vers la région précordiale, et cela sans qu'on ait pu rien constater du côté du cœur. Les palpitations fibrillaires dans le bras gauche avec engourdissement dans le bras droit ne sont-elles pas aussi sous la même influence de l'angine de poitrine?

Quant au résultat du traitement sur les voies digestives, il a paru être plus favorable après les premiers jours de la cure ; plus tard, il y a eu quelques déjeuners mal digérés, quelques autres repas accompagnés de rapports acides ; néanmoins, depuis plusieurs jours, l'appétit est excellent et les digestions se font mieux.

J'ai, par expérience, tout lieu d'espérer que d'ici à quelques semaines, à l'aide d'une alimentation de bonne chère, et à l'aide des distractions du voyage, mêlées au plaisir de regagner son pays, M. A. B. se trouvera de mieux en mieux. Rien n'est plus fréquent que les améliorations plutôt à quelque distance de la cure aux eaux thermales, que pendant cette même cure.

Si cette amélioration se réalise sous tous les rapports, c'est-à-dire non-seulement du côté des voies digestives, mais encore du côté des troubles nerveux de la région précordiale et de la sensibilité intercosto-brachiale, je serais alors d'avis que M. A. B. fît chez lui usage des eaux de Vichy, dans six semaines environ. M. le professeur Andral voudra bien décider cette question ainsi que celle de l'hydrothérapie au cas de besoin.

MANCEL.

Vichy, le 13 septembre 1861.

PARIS. — IMPRIMERIE CENTRALE DE NAPOLÉON CHAIX ET Ce, RUE BERGÈRE, 20. — 7858.

www.ingramcontent.com/pod-product-compliance
Lightning Source LLC
LaVergne TN
LVHW012019160826
845678LV00002B/913

* 9 7 8 2 3 2 9 6 5 5 3 6 9 *